PRÉFECTURE DU DÉPARTEMENT DE LA SEINE.

RAPPORT

SUR LE

MODE D'ASSAINISSEMENT DES VILLES

EN ANGLETERRE ET EN ÉCOSSE

PRÉSENTÉ A M. LE PRÉFET DE LA SEINE

Par M. MILLE

INGÉNIEUR DES PONTS ET CHAUSSÉES.

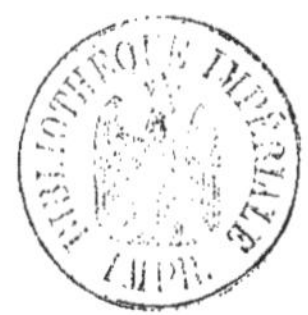

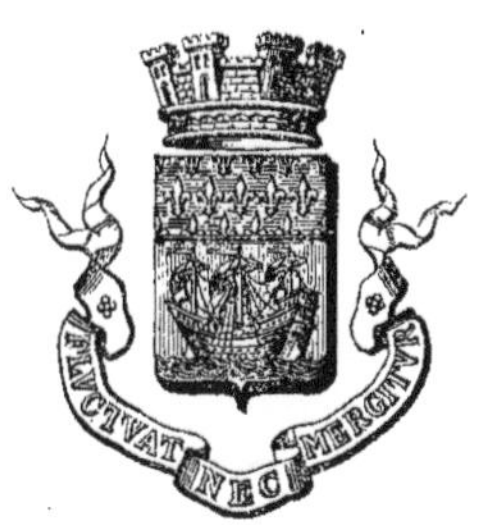

PARIS

VINCHON, IMPRIMEUR DE LA PRÉFECTURE DE LA SEINE,

RUE JEAN-JACQUES ROUSSEAU, 8.

1864

TABLE DES MATIÈRES.

I. — Détails administratifs et discussions.

II. — État actuel de l'assainissement.

III. — Résumé et conclusions.

RAPPORT

SUR LE

MODE D'ASSAINISSEMENT DES VILLES

EN ANGLETERRE ET EN ÉCOSSE.

I.

Détails administratifs et discussions.

1. Besoin d'assainissement en Angleterre.

Les questions d'assainissement excitent aujourd'hui en Angleterre un intérêt très-vif.

En Angleterre, la pluie est fréquente, le ciel souvent brumeux et couvert, le sol presque partout argileux et imperméable. L'usage du charbon de terre est d'ailleurs général. Les plus pauvres ménages brûlent en abondance un combustible qui ne coûte pas cher, en même temps que les innombrables cheminées de l'industrie remplissent l'atmosphère de leur fumée. On a réellement besoin, pour vivre, d'air et de dispositions qui combattent les mauvaises influences dont on est entouré. De là une lutte dans laquelle les désirs des populations ont été secondés par les ingénieurs, les médecins et les membres les plus distingués de l'aristocratie.

Quoique plus favorisés en France, et jouissant d'un plus beau climat, d'un sol moins humide, d'une nature plus variée, nous avons néanmoins les mêmes besoins d'hygiène et d'améliorations intérieures. Si Paris est sans égal, au point de vue de la splendeur des édifices et de l'ordre des services publics, cette ville monumentale paraît bien imparfaite dès qu'on pénètre dans les habitations. Un petit nombre d'entre elles seulement est pourvu d'une ventilation convenable, et présente cette aisance salubre et commode que procure l'usage de l'eau. Il est utile pour nous de savoir ce qu'ont fait ou tenté nos riches et hardis voisins. Là se trouvera souvent l'indication de ce que nous avons à faire nous-mêmes.

Nous parlerons surtout de Londres, quoique nous ayons visité également Manchester, Glasgow et Edimbourg. Mais Londres représente assez fidèlement les tendances actuelles de l'Angleterre, et cela par le progrès de la centralisation, dans un pays où le *self-government* est pourtant la base et l'esprit même des institutions.

2. Description de Londres.

Londres est une ville de 2,400,000 habitants et de 300,000 maisons répandues sur une superficie de 21,000 hectares. Paris présente un million d'habitants, 32,000 maisons, et une surface de 3,500 hectares. Ainsi, il y a, de l'autre côté du détroit, une capitale avec une population plus que double, une étendue sextuple, un nombre presque décuple d'habitations. Cette dernière proportion, qui paraît si forte, s'explique par l'usage, assez général dans le Nord, de ne loger qu'une famille par maison. Si, à Paris, l'inspection d'un étage fait connaître la distribution du haut en bas, à Londres, la visite d'un seul logement vous donne la rue tout entière; car toutes les maisons qui la composent ont été bâties le même jour, par le même entrepreneur, d'après un plan uniforme et sur des terrains qui ont fait l'objet d'une même spéculation industrielle. Comme type, on trouve la maison à trois ouvertures et à trois étages, avec étage bas séparé du trottoir par un saut-de-loup. Le bas étage renferme la cuisine et ses dépendances parfaitement aménagées; la soute au charbon se place sous le trottoir. Le rez-de-chaussée renferme la salle à manger et un salon de conversation. Le grand salon est au premier, et il a derrière lui une chambre principale; au-dessus, les autres chambres à coucher. Le water-closet et une citerne, ou petit réservoir d'eau pure, sont dans la cour dallée, qui sert de fond. Il va sans dire que les rues anciennes, où sont les boutiques et les magasins, ne rentrent pas dans le modèle que nous citons. Nous parlons ici de l'habitation, et l'habitation tend de plus en plus à s'isoler du bureau, de la fabrique ou de la ferme. Il y a, dans la Cité de Londres, plus de 200,000 individus qui arrivent vers neuf heures par les omnibus ou les chemins de fer, passent la journée dans un bureau de deux à trois pièces, et retournent le soir vers cinq heures à la campagne. A six heures, le mouvement immense, le pesant trafic qui surprenait l'étranger, est presque annulé : les magasins même sont fermés.

On voit combien les mœurs sont différentes de celles de Paris.

Si maintenant on veut de Londres une idée d'ensemble, il faut partir de la Banque, laisser derrière soi la Tour et les docks, puis remonter vers le West-End, par Cheapside, Fleet-Street et le Strand. A la hauteur de Saint-Paul, sur la droite, se détache un embranchement important : c'est Holborn, qui, prolongé, va former Oxford-Street et serre le front nord d'Hyde-Park. A l'extrémité du Strand, prend sur la gauche un autre embranchement, Whitehall, qui conduit à Westminster en longeant les ministères et la nouvelle maison du Parlement. La ligne principale poursuit par Regent's-Street et Piccadilly, puis devient le front sud d'Hyde-Park. C'est la voie recherchée par excellence. Toutes les nobles habitations la bordent ou en sont voisines ; c'était sur cette direction qu'on avait élevé le Palais de Cristal, lors de la grande Exposition. Quant à Hyde-Park, qui serait pour nous les Champs-Elysées, c'est un immense tapis vert brouté par des moutons, planté d'arbres séculaires, et ranimé par les eaux de la Serpentine, qui se répandent en lac au milieu du gazon. (Voir le plan n° 1).

Poursuivons toujours notre route à l'ouest, et montons sur les collines pour échapper, par l'influence des vents régnants, à la fumée de la ville et aux brouillards de la rivière. Nous rencontrerons de jolis pavillons qu'on appelle *terraces*, et qui, cachés au milieu d'un petit jardin, satisfont encore mieux que les habitations des *squares* au besoin d'air et de soleil qu'on éprouve partout en Angleterre.

Tel est l'aperçu de cette ville, qui est port de mer au-dessous des ponts, place de commerce dans la Cité, siége du gouvernement à Westminster, quartier de luxe et d'aristocratie dans le West-End.

Nous n'avons rien dit de la rive droite, qui n'est guère qu'un faubourg occupé par les établissements de bienfaisance vers Bermondsey, et les usines à gaz ou les fabriques de poterie vers Lambeth. La ville de Londres, proprement dite, est tout entière sur la rive gauche de la Tamise.

3. Mode d'administration par les paroisses.

Maintenant, étudions l'administration.

Distinguons d'abord deux parties qui répondent à des époques différentes de formation. La Cité, qui eut autrefois des murailles, est un demi-cercle appuyé à la Tamise, et marqué par une ligne diamétrale qui part de la Tour et va aboutir à Temple-Bar, jolie arcade à l'entrée du Strand. Le centre est à peu près Saint-Paul. La surface, qui couvre 250 hectares, se développe sur une longueur de 2 kilomètres.

Au dehors de cette petite ville, qui a une existence propre au milieu de la grande, s'étend la Métropole. La Métropole comprend toutes les paroisses qui se sont créées autour de la Cité, et qui constituent ce qu'on pourrait appeler sa banlieue. En vertu d'un acte du Parlement de 1852, les limites de la Métropole vont aujourd'hui au nord jusqu'aux collines de Hampstead et d'Highgate, au sud jusqu'au monticule de Sydenham, où se trouve le nouveau Palais de Cristal. Le grand diamètre atteint ainsi la dimension de 18 kilomètres, et décrit une surface de 20,750 hectares : 80 fois la superficie de la Cité.

Sur ce vaste terrain, se groupent à l'aise 200 paroisses, formant autant de communes indépendantes, et administrées sans contrôle par les conseils de fabrique ou par des comités qui en dérivent. Police, pavage, égouts, nettoiement, éclairage, tout est dans la main du *Vestry* de la paroisse ; les frais sont, comme pour la taxe des pauvres, couverts par des taxes proportionnelles aux loyers, et payées sans contestation, tant elles sont dans les habitudes. Ce régime, qui a fait Londres ce qu'il est, nous semble féodal et pourtant il reste cher aux Anglais, parce qu'il est traditionnel, et qu'il attache fortement aux intérêts du sol sur lequel on vit.

Hâtons-nous de dire que la force des choses a apporté déjà de grandes restrictions à l'indépendance primitive des paroisses. La Cité d'abord, par un acte de 1848, a été consolidée, c'est-à-dire qu'il y a eu fusion de tous les comités en deux, l'un pour la police, l'autre pour la viabilité et l'assainissement. La Métropole, à son tour, a été consolidée également pour la police, et pour la branche essentielle de l'assainissement, les égouts. Les comités correspondants et dans la Cité et dans la Métropole concertent d'ailleurs ensemble les mesures générales et les projets d'amélioration, sous la surveillance du secrétaire d'État au département de l'intérieur.

Mais le pavage, le nettoiement, l'éclairage, le service de l'eau, sont restés des attributions purement locales. On sent combien il y a d'inconvénients à laisser des soins aussi importants à des comités sans lien et sans contrôle. Les vives attaques du *Board-of-health* dont nous parlerons plus loin ont porté une rude atteinte à la vieille autorité des paroisses. Mais, tout en résistant aux conclusions du Board, qui voulait la centralisation administrative et l'action directe du gouvernement, on tend à une sorte de centralisation municipale, à une organisation d'ensemble, dans laquelle chaque paroisse arriverait par représentation. Il y aurait un parlement pour les affaires unies de la Cité et de la Métropole.

4. Mode d'assainissement par la perte directe à l'égout.

Le drainage de Londres s'est donc fait sans beaucoup d'ensemble. On a profité des cours d'eau qui traversaient la ville, pour y jeter les eaux de superficie et de nettoiement des rues. Les lignes maîtresses d'égout, le Walbrook, qui descend au pont de Londres, le Fleet-River, qui tombe au pont de Blacfriars, le King's Scholars Pond, qui passe sous le palais de Buckingham, étaient autrefois des affluents de la Tamise, dans lesquels les bateaux mêmes pouvaient entrer. Plus tard, on les voûta; on les couvrit de constructions et de pavages, lorsque les émanations infectèrent le voisinage, ou qu'il y eut intérêt à agrandir les voies publiques. Quant aux maisons particulières, elles furent longtemps sans jonction avec les égouts. Il était interdit, sous des peines sévères, de faire écouler les vidanges aux décharges des eaux publiques. Une première amélioration fut l'obligation imposée à chaque maison d'avoir une fosse étanche; les liquides cessèrent de filtrer dans le sol et d'infecter la nappe souterraine dans laquelle puisaient les pompes.

Vers 1820, un mouvement plus important se fit place. Les Compagnies d'eaux commencèrent leur service : distribuant d'abord les eaux d'un affluent de la Tamise, le New-River, puis les eaux mêmes de la Tamise, prises sur différents points de son cours, elles versèrent dans les ménages particuliers une quantité qui, en 1850, atteignait le chiffre de 200,000 mètres cubes.

L'usage du water-closet devint général; les prescriptions qui fermaient les égouts tombèrent à tel point, que la fosse devint l'exception et fut considérée comme un reste d'infection à supprimer. Alors, sous la pression des exigences de la distribution, le drainage fit de rapides progrès, et se répandit partout.

Aujourd'hui, il y a un égout dans toutes les rues de la Cité, et l'assainissement y est si complet, que les bas étages, dans les rues commerçantes, autour de la Banque, servent de comptoirs et de bureaux. Pour se représenter la canalisation actuelle, il faut voir sortant de chaque maison particulière un tuyau de grès de $0^{m}30$ qui rassemble les eaux de la cuisine, des cabinets de toilette, du water-closet, et de la cour, pour les conduire à l'égout de la rue, lequel est en briques, à profil d'œuf, aux dimensions de 0,80/1,20, ou de 1,20/2,00, et qui verse à l'ancien affluent du fleuve, transformé en égout de 2, 3 et 4 mètres d'ouverture. Là, comme l'écoulement n'est plus possible qu'à basse mer, il y a presque toujours stationnement de six heures, et emmagasinement des eaux pendant l'intervalle de la marée. Les grandes artères deviennent ainsi dans le bas de véritables réservoirs, avec tous les inconvénients de dépôt, de mauvaise odeur et d'inondation, qu'un mode discontinu d'écoulement doit amener, dès que surviennent les orages, ou qu'on étend trop le bassin de l'égout.

5. Institution du *Board-of-health*.

Les vices du système furent mis en lumière par les enquêtes qui suivirent le choléra. Les ravages du fléau à Londres et dans les grandes villes furent extrêmes. L'Angleterre perdit, en une seule année d'épidémie, 70,000 individus, dont 30,000 adultes : c'étaient 10,000 hommes de plus que n'avaient consommé toutes les guerres de 1800 à 1815.

Dans le but de fixer les causes du mal et d'en combattre les effets, un acte du Parlement créa, en 1848, un comité supérieur d'hygiène qui, sous le nom de *General-Board-of-health*, eut mission d'examiner l'état du pays, et de diriger les efforts des comités d'hygiène locale que l'on créait en même temps. Le Board-of-health, composé d'hommes distingués par leurs études administratives ou médicales, se mit à l'œuvre avec ardeur. Il reconnut tout d'abord qu'il fallait s'occuper de l'assainissement de Londres, et que cette question comprenait deux termes inséparables : la distribution d'eau et le drainage.

En Angleterre, les comités d'enquête agissent avec le pouvoir discrétionnaire de l'autorité judiciaire. Toute personne pouvant donner des renseignements, est appelée, quel que soit le lieu qu'elle habite. La déposition se fait sous la foi du serment. Les frais de déplacement ou d'expérience sont remboursés avec une stricte exactitude. Toute l'instruction d'ailleurs est recueillie, publiée, soumise aux Chambres. On conçoit et la valeur et la puissance d'une enquête ainsi conduite.

Le rapport fut déposé vers le cours de 1850, et il produisit une vive émotion dans le public.

6. Enquêtes sur la distribution.

Les neuf Compagnies qui avaient le privilége de la distribution, et qui s'alimentaient toutes à la Tamise ou à ses affluents, versaient dans la consommation journalière l'énorme quantité de 200,000 mètres. Au bout de l'année, c'était assez pour représenter la pluie tombée sur l'étendue de la Métropole. Si l'on observe qu'à peine 22,000 mètres, ou 11 %, allaient aux services publics, chassés dans les égouts, arrosements des rues, incendies, on jugera que le service domestique était largement traité. Des 288,000 maisons composant l'agglomération (ce chiffre atteint aujourd'hui 300,000), 270,000 avaient des abonnements; 18,000, ou 6 %, s'alimentaient encore par des pompes ou des bornes-fontaines. Il y avait, en définitive, pour chaque maison, 740 litres par jour. La quantité eût été suffisante, si la qualité et le mode de distribution n'eussent été imparfaits.

En général, on trouvait dans les cours un tonneau ou une cuve en plomb, rempli chaque jour par la Compagnie. Le réservoir était souvent en mauvais état, le bois vieux et échauffé, le plomb sali ou altéré; l'eau, après un séjour de vingt-quatre heures, se couvrait de poussière, de corps étrangers, d'infusoires : elle absorbait les gaz infects qui passaient au-dessus d'elle, et devenait une boisson détestable. Le matin, avant l'ouverture des robinets, il fallait la faire couler en pure perte à l'égout. Le système intermittent était évidemment mauvais et onéreux pour l'habitant, dispendieux même pour la Compagnie, en grossissant les conduites, en multipliant les appareils, les chocs, les causes de rupture. Le service à haute pression et à robinet libre était l'une des premières améliorations à réclamer.

Mais la qualité surtout était défectueuse : l'eau puisée dans la Tamise, aux points salis par la marée ou par le drainage de la Métropole, n'était pas même filtrée. Elle était donc livrée corrompue par des matières organiques en pleine décomposition. De plus, par sa nature, et quelque bien clarifiée qu'on la prît, elle restait fortement calcaire et dure. Une eau dure est mauvaise, et pour la cuisson des aliments dont la saveur s'altère, et pour le savonnage qui devient difficile et lent, et pour les chaudières de machines qui s'encrassent, et pour les couleurs de teinture qui ne s'avivent pas. Enfin, une eau dure contrarie tous les usages domestiques ou industriels, car l'économie du combustible et de la main-d'œuvre, comme la puissance de l'effet, veulent des eaux douces et pures.

La dureté peut se mesurer : elle réside dans la proportion des sels calcaires ou des bicarbonates que contient l'unité de volume. En adoptant le procédé du docteur Clarke qui, répétant l'expérience de toutes les ménagères, sature les bicarbonates par le savon lui-même, on peut classer les eaux d'après la quantité de savon qu'elles absorbent avant de devenir mousseuses. On trouve ainsi que l'eau de la Tamise marque 16°, tandis que les eaux de montagne, qui alimentent Glasgow, ne marquent guère que 5°.

Il y a dans celles-ci le tiers des sels minéraux qui épaississent l'eau du fleuve, et il y aurait deux tiers d'économie à employer de pareilles eaux.

Or, cela n'est pas impossible à réaliser. L'eau est d'autant plus pure qu'elle diffère moins de la pluie, suivant le précepte des anciens, qui, guidés par le tact médical, ont ainsi classé les eaux : « *Aqua pluvialis levissima est; deinde fontana, tunc ex flumine, post hæc, ex nive aut glacie; gravior his ex lacu, gravissima ex palude.* » Si la pluie est tombée sur un sol couvert de végétation, si elle filtre dans un sous-sol qui, comme le sable et le gravier, soit insoluble ; si elle circule sur des couches imperméables comme l'argile, les schistes ou le granit, l'eau coulera en sources claires, limpides, pures de matières organiques et minérales; elle aura même la fraîcheur qu'elle prendra à la température constante de la terre qui lui servira de réservoir. Glasgow réunit ainsi, dans de grands bassins, les eaux tombées sur les versants basaltiques qu'on rencontre au sud à dix kilomètres. Manchester a imité Glasgow et créé des réservoirs dans des landes reposant sur le grès rouge, à trente kilomètres de distance. Liverpool a adopté la même solution. Londres peut aussi trouver dans son voisinage des ressources de même nature. En drainant les sables du parc de Richmond, qui sont purs de calcaires et reposent sur l'argile, on peut avoir, par l'étendue de ces belles plantations et par la hauteur des terrains au-dessus de la rivière, la quantité et le niveau nécessaires pour alimenter la Métropole. Les eaux seront d'excellente qualité, comparable à celles d'Écosse, et elles pourront couler à profusion par la seule puissance de la gravité et sans le secours des machines.

Si donc on veut doter la Métropole d'un bon service d'eaux pures, il faut abandonner les eaux de rivière, et choisir des eaux de source, ou de drainage.

7. Enquête sur le drainage.

L'étude des égouts conduisait aussi à une réforme radicale.

On avait jusqu'ici travaillé à grandir les sections, sans se préoccuper ni des pentes, ni du volume d'eau à écouler, ni des besoins d'ensemble des maisons ou des districts contigus. Ou bien l'on drainait l'habitation sans prévoir l'approvisionnement d'eau, sans l'établir en même temps. Les drains sans eau devenaient des fosses prolongées; ces larges sections à faible pente, et qui avaient coûté si cher, étaient mal entretenues, laissaient filtrer les grandes eaux dans le terrain environnant, ou aux heures de service ordinaire, laissaient vaguer de faibles courants, qui n'ayant plus de vitesse, déposaient, partout sur leur route, les matières qu'elles auraient dû transporter. Les chasses ne changeaient que momentanément l'état des choses. Le dépôt faisait à peine quelques pas en avant, si même il n'était déjà trop compacte pour se laisser entamer. Les grands égouts sans pente étaient comme les drains sans eau, de véritables fosses, où les matières rejetées s'arrêtaient, fermentaient et renouvelaient l'infection qu'on avait cherché à éviter. Il semblait qu'on eût pris à tâche d'allonger les développements, de perdre les avantages de la pente, pour accroître les dépenses de construction et de curage.

Pour rentrer dans le vrai, il fallait d'abord assurer l'approvisionnement d'eau en tête des drains, puis marcher avec le maximum de pente et le minimum de longueur pour obtenir la force vive la plus grande; l'eau, par sa vitesse bien ménagée, devait être l'agent énergique du curage. Les tuyaux de grès, bien faits, à joints réguliers et exacts, à surface douce et émaillée, se prêtaient bien mieux que des égouts de brique, à une pose économique, et à un service efficace. A la méthode ancienne des jonctions directes et isolées, il y avait à substituer, pour un ensemble de maisons, une disposition qui rassemblât toutes les pentes sur la ligne de plus courte distance; on pouvait arriver, dans la plupart des cas, à réduire de moitié les développements et la dépense, et à doubler en même temps la puissance de la pente : on créait ainsi des égouts qui se nettoyaient seuls, car l'eau pouvait faire tous les frais du curage; surtout si l'on maintenait la continuité de l'écoulement; enfin, au bas des grands émissaires, là où venaient se déposer et s'amasser d'énormes quantités d'eaux infectes, il fallait user de la force élévatoire des machines, aussitôt que la gravité ne suffisait plus, et maintenir à l'aide des pompes une vitesse constante d'épuisement.

8. Propositions et discussions.

Le rapport résumait l'avis du Board en disant que la salubrité de la ville exigeait la fusion, la concentration des services de l'eau et du drainage, dans les mains d'une administration unique, chargée de fournir à discrétion à toutes les maisons, des eaux pures, limpides et fraîches, et de débarrasser immédiatement toute habitation des eaux infectes ou inutiles, qui sont produites par les usages domestiques. Comme mode d'exécution, on établirait une distribution nouvelle en substituant aux eaux de Tamise, des eaux de source ou de drainage, en organisant le service à haute pression et à robinet libre ; on remanierait les égouts en employant le plus possible des tuyaux de grès à pentes fortes, en travaillant par ensemble, et en assurant toujours, en tête des drains, la quantité d'eau nécessaire pour produire le curage par la force vive du courant.

Réflexions.

Ce rapport remarquable avait le défaut d'exagérer des conséquences théoriques, de méconnaître les conditions de sécurité du service, et de vouloir améliorer en renversant.

Ainsi, l'eau de la Tamise était mauvaise, non pas tant à cause des sels calcaires qu'elle contient, et qui ne dépassent pas la proportion contenue dans l'eau du canal de l'Ourcq, qu'à cause des matières organiques qu'y mêlait le versement des égouts, le mouvement de la navigation, le choc des marées, sur la ligne même où puisaient les pompes. La Tamise, sous les ponts, est jaune et sale comme un bourbier; remontée jusqu'aux prairies et aux ombrages d'Hampton-Court, elle est vive, limpide, et ne se trouble plus qu'aux époques des crues. D'ailleurs, il n'est pas facile de remplacer une source d'approvisionnement qui donne 200,000 mètres chaque jour, et qui peut en livrer le double, quand on voudra. En allant chercher les eaux du drainage des sables, on aurait obtenu une qualité plus belle, sans contredit; mais en admettant même que l'on pût compter sur $0^{m}20$ à $0^{m}25$ de hauteur de pluie par mètre superficiel de sol drainé, il restait une question extrêmement difficile, c'était celle des réservoirs. Dès que la pluie tombée dans l'année est la source d'approvisionnement, il faut s'assurer des réserves capables de faire face à la sécheresse des mois d'été. Nous verrons plus tard qu'à Manchester et à Glasgow, villes alimentées par la pluie, on a créé des étangs, qui renferment de cent à cent-vingt jours de distribution. Or, un cube de 200,000 mètres, emmagasiné sur

10 mètres de profondeur, exige encore une superficie de 2 hectares. Où trouver 240 hectares près d'une capitale, sans dépenser des millions, sans ruiner un pays morcelé par les cultures, les usines et les maisons de plaisance?

La théorie qui mettait partout des tuyaux de grès au lieu d'égouts en briques n'était pas moins défectueuse. Sans doute, s'il n'y avait jamais à conduire que le flot régulier du drainage des habitations, de simples tuyaux suffiraient. Mais les égouts des rues ont encore une autre fonction, ils doivent absorber les eaux du ciel, tombant sur un bassin souvent étendu, et partout imperméable. Nous savons par expérience que lors des orages et des grosses averses, les égouts sont toujours trop petits; les chaussées sont couvertes d'eau; souvent même les maisons, aux points bas, sont inondées. En outre, la pente des radiers est ordinairement limitée vers l'amont par les niveaux inférieurs des écoulements particuliers, et vers l'aval par l'horizontale du cours d'eau qui sert de dernier émissaire. Tandis que les pentes sont fortes dans l'habitation qui, ramassée sur un étroit espace, se développe surtout en hauteur, elles sont faibles dans la rue, qui est d'ordinaire le thalweg d'un long bassin. Si donc il y a convenance à drainer l'habitation par des tuyaux à petit diamètre, il est également rationnel de drainer la rue par des égouts à grande section; car, en fait, il y a là beaucoup d'eau et peu de pente. Les larges profils deviennent d'ailleurs indispensables aussitôt que les galeries doivent servir à la pose des conduites d'eau et de gaz en même temps qu'à l'écoulement des liquides d'égouts.

Enfin, le *Board-of-health* voulait la fusion des services, et il y arrivait en expropriant les compagnies, en dessaisissant de leur autorité tous les comités de paroisse ou de circonscription locale. De grands intérêts étaient touchés. Les sentiments mêmes du pays semblaient froissés; la centralisation effrayait. On croyait voir partout l'action du gouvernement et de ses agents remplaçant l'action un peu désordonnée, mais libre, qui avait mené jusqu'ici le mouvement des améliorations. Les ingénieurs distingués dont le Board avait attaqué les travaux, les compagnies dont l'existence était compromise, les conseils de paroisse, qui n'entendaient pas se laisser supprimer, tous répondirent avec hauteur que leurs efforts et leurs sacrifices avait créé ce qui existait, et que pour améliorer, ils n'avaient besoin ni de l'autorité du Board, ni du contrôle du gouvernement.

Décisions.

Le Parlement, saisi de la question, ne voulut pas faire violence à l'opinion, il n'accepta pas le projet de fusion et d'administration unique; il se borna à imposer aux compagnies d'eau l'obligation de reporter leur prise en rivière, en amont du flot, à près de 36 kilomètres au-dessus de Londres, il y joignit la prescription du filtrage.

Il ne se prononça point sur les questions techniques, sur la préférence à donner aux sources naturelles ou artificielles à l'exclusion des eaux de rivière, sur les avantages du drainage tubulaire au point de vue du curage. Seulement il autorisa les demandes des localités qui, adoptant les principes du Board, voulurent créer chez elles le service combiné de la distribution et du drainage. Un grand nombre de petites villes, Rugby, Croydon, Douvres, etc., prirent ce parti : nous en montrerons l'application à Rugby.

9. Application des engrais liquides.

Pour en finir avec les exposés de principes, il nous reste à parler de l'emploi des engrais liquides. C'est encore le Board qui s'est mis en tête du mouvement, et qui a cherché à éclairer l'opinion à cet égard. La salubrité interdit de garder près de soi des matières fécales, susceptibles de vicier l'air du logement qu'on occupe; et l'expérience indique que le moyen prompt et économique de se débarrasser des vidanges, consiste à les noyer dans l'eau et à les perdre à l'égout. Le water-closet est la condition essentielle de la salubrité de l'habitation. Mais, en envoyant les eaux d'égout à la rivière, on infecte le cours d'eau et on se prive du meilleur des engrais. N'est-il donc pas possible de restituer à la culture ces précieuses ressources?

Il y a plusieurs siècles qu'à Milan et à Edimbourg, on applique les eaux d'égout à l'irrigation des prairies, parce que, dans ces deux villes, les vidanges des maisons particulières, comme les boues liquides des rues, sont perdues à de petits cours d'eau qui traversent la campagne. On obtient des résultats excellents; ainsi, à Édimbourg, on fait cinq coupes de foin dans les terrains arrosés : mais, comme l'irrigation s'opère par immersion, les odeurs qui se répandent aux alentours sont parfois insupportables, et les objections de la salubrité restent entières.

A cet égard, la science agricole vient de faire un grand pas. Le procédé Kennedy a montré tout le parti qu'on pouvait tirer de l'engrais liquide versé par arrosement. La ferme de M. Kennedy à Myer-Mill, près d'Ayr, en Écosse, est une exploitation de 130 hectares. On a drainé d'abord assez profond, puis l'on a posé des conduites, écartées de 600 mètres environ, et qui puisent à des réservoirs couverts, où vont aboutir toutes les urines des étables, toutes les eaux de lavage et de vidange. On mélange avec trois ou quatre fois le volume en eau pure, et l'on y fait digérer les fumiers, dissoudre tous les engrais qu'on veut donner à la terre. Alors, au moyen d'une machine à vapeur de douze chevaux, on refoule dans les conduites, et, vissant sur elles des tuyaux en gutta-percha, on fait de l'arrosage à la lance. Un homme et un enfant suffisent à arroser trois hectares par jour. On répète six ou sept fois par saison. Et sur ce sol, autrefois aride, où vivaient à peine un bœuf et cinq moutons par hectare, on élève aujourd'hui cinq bœufs et vingt moutons. Les produits sont quadruplés.

Chez M. Telfer, voisin de M. Kennedy, mais qui n'exploite que dix hectares, les soins ont été poussés plus loin. Non-seulement, il y a la distribution mécanique sur les prairies, mais les étables ont été aménagées avec une sorte de perfection. Les bêtes reposent sur des clair-voies. La ventilation est active; la lumière tombe à grand jour; la propreté est excessive, comme dans les écuries des chevaux de luxe. Au lieu de huit à dix vaches, on en nourrit aujourd'hui quarante-huit: le lait et le beurre sont d'une qualité qui obtient la préférence sur le marché.

A Tiptee-Halle, ferme de M. Mecki, près Kelvedon, l'engrais liquide, réuni sous les étables par les mêmes moyens de propreté sévère, enrichi par la dissolution des fumiers, et coupé de six à sept volumes d'eaux (ce sont les eaux de drainage qui servent à cet usage), l'engrais liquide a été appliqué à la culture des céréales, le blé, l'orge, l'avoine. Les produits sont magnifiques, et contrastent avec la pauvreté des récoltes, aux alentours, là, où le sol de cailloux argileux n'a été ni drainé profondément, ni engraissé par l'arrosement.

Sir John Paxton, l'illustre jardinier, auteur du Palais de Cristal, a arrosé des plantes de serre, des fraises, des melons, des ananas, avec toutes les eaux infectes de sa maison de Chatsworth. Il étendait convenablement; il a même chauffé parfois avant d'arroser. Il a constamment obtenu des fruits plus hâtifs et plus savoureux.

Enfin, quand on voit ce que les maraîchers de Paris savent tirer de leurs cultures, par des arrosages répétés sur de fortes fumures, on comprend l'influence salutaire d'une eau, qui apporte peu à peu, et dans un état de dissolution parfaite, les aliments nécessaires à la plante. L'odeur d'un engrais ne constitue certainement pas sa force, et constate seulement la perte, la dispersion des éléments. Dans l'eau, la décomposition au contraire est lente et graduée : tous les gaz au lieu de s'échapper, se condensent; la dissolution, la conservation des éléments est entière, et parce que l'air n'est pas vicié, le cultivateur n'a rien perdu.

La salubrité et la science agricole tendent donc au même but, et l'on peut poser ce principe ;

« *Toute mauvaise odeur signale dans les villes une atteinte à la* « *santé publique, et dans les campagnes une perte d'engrais.* »

Réflexions.

De cette formule faite pour représenter l'hygiène, le premier terme est aujourd'hui accepté par la science. Il est certain qu'une odeur, qui affecte péniblement nos organes, nous est nuisible. On peut bien, avec des sens émoussés, vivre dans le mauvais air : mais la figure, le corps, la constitution, ne tardent pas à en porter la trace : la pâleur et un affaiblissement physique et moral viennent à la suite d'une sorte de lente asphyxie. Il est certain que, pour protéger notre santé, il faut éloigner de nous et l'air vicié et les eaux infectes, et les matières organiques en voie de décomposition. C'est pour cela que Paris et Londres veulent des percements, des squares, des eaux vives, et surtout un exact nettoiement des rues. L'habitation réclame à plus forte raison les mêmes précautions, Il faut qu'une ventilation régulière renouvelle l'air des appartements : il faut que les liquides de vidange tombent de suite à l'égout, et que les ordures de cuisine soient emportées au plus tôt. Un ingénieur, à qui nous opposions la perte d'engrais résultant d'un pareil régime, nous répondait : — « *Salus populi, lex suprema* », et il avait raison ; la première condition de vie et de santé pour une population, c'est de respirer un air pur.

Quant à la valeur de l'engrais liquide, estimée d'après l'absence d'odeur, nous devons reconnaître que l'expérience ne fournit pas encore assez de faits pour prononcer. Les grandes exploitations, qui ont monté l'arrosement mécanique des cultures, ont travaillé avec des urines d'étable. Un seul fermier, à notre connaissance, a, près d'Edimbourg, répandu par l'arrosement à la lance, les eaux d'égout sur ses prairies. Les eaux sans odeur, quoique troubles, ne renfermaient plus que des matières complétement digérées et dissoutes. Les résultats étaient excellents. Au mois de juillet, on allait couper la troisième récolte du ray-grass. Le fermier ne redoutait pas que la distribution d'eau augmentât dans la ville ; seulement il s'attendait à répéter plus souvent les arrosages.

Si l'on accorde que des eaux qui renferment, par les vidanges particulières, l'ammoniac, par la boue des rues et l'usure des chaussées, le terreau, la chaux, la potasse, la soude et la silice, doivent répandre sur le sol une riche alimentation, au milieu de laquelle la plante choisira la nourriture qui lui convient ; alors, on n'aura plus à demander que des moyens économiques d'arrosage ; la difficulté sera abaissée d'un degré ; elle ne tiendra plus qu'à une question de machines, sur laquelle nous reviendrons plus tard et dont l'avenir nous semble assuré.

10. Résumé des idées du *Board-of-health*.

La pensée du *Board-of-health* peut donc se résumer, en disant, que l'*assainissement est l'accord de trois fonctions : distribution des eaux pures, perte immédiate des eaux infectes, et arrosement des cultures.*

Quelque jugement que l'on porte sur les procédés d'application préconisés par le Board, on ne peut s'empêcher de rendre hommage aux efforts courageux, risqués, pour rendre partout inséparables, l'assainissement des villes et l'amélioration des campagnes. Cela couvre bien quelques exagérations dont le bon sens public a fait justice.

II.

État actuel de l'Assainissement.

L'exposé qui précède nous a mis au courant des besoins et des discussions ; nous pouvons pénétrer dans le détail des travaux. Nous verrons successivement :

1° Dans Londres, l'assainissement de la Cité : le projet des égouts latéraux à la Tamise, et le service amélioré des eaux de rivière ;

2° Dans Glasgow, le service des eaux de montagne ;

3° Dans Rugby, un service combiné d'eaux pures, prises au drainage du sous-sol, et d'égouts de petit diamètre exécutés complétement en poterie.

§ Ier. LONDRES.

Nous avons déjà dit ce qu'était la Cité : une place de commerce, avec un trafic énorme, entre le pont de Londres, la Banque et Temple-Bar, avec des maisons occupées, depuis le bas étage jusqu'au troisième, par des magasins ou des comptoirs. A côté des rues de grande circulation, il faut voir des cours et allées étroites où s'entassent, dans de petites maisons, des familles d'ouvriers. L'administration est ici compacte ; elle est représentée par le Lord-Maire, assisté des Aldermen ou adjoints, et du *Common Council*, ou Conseil municipal, chaque branche importante du service ayant d'ailleurs à sa tête un comité spécial, comme la Commission des Égouts, dont nous allons parler. 11. Assainissement de la Cité.

L'institution des Commissions d'Égouts remonte à Henri VIII ; mais pour chaque localité, le titre organique est presque toujours, non le statut général, mais un acte spécial de Parlement. La Commission de la Cité, réorganisée par les actes de 1848 et 1851, fut alors investie des attributions les plus étendues en matière d'assainissement et de viabilité.

Les Commissaires, nommés par le conseil, et présidés de droit par le Lord-Maire, ont pouvoir de construire, réparer ou prescrire tous égouts ou drains qu'ils jugeront nécessaires; ils sont chargés en même temps du pavage, du nettoiement et de l'éclairage des voies publiques; ils arrêtent les alignements et les percements; ils ont, enfin, la police des logements et des établissements insalubres. C'est la Commission qui délivre les autorisations, fait les commandements, arrête les projets, passe les marchés et décide même les expropriations. A la tête du service d'exécution se trouvent : un Ingénieur qui dirige les travaux et l'entretien, un Médecin qui surveille les mesures d'hygiène et un Secrétaire qui centralise les affaires et la comptabilité. Les frais sont couverts au moyen d'une taxe d'environ 6 p. °/₀ sur le montant des loyers, taxe qui porte le nom de consolidée, à raison de la fusion des services qu'elle alimente. Le revenu est d'environ 2,000,000 fr. ; il constitue le budget des travaux publics.

Voyons maintenant l'administration à l'œuvre.

La Cité est pavée, et bien pavée ; les trottoirs, les cours et les allées, sont dallés en pierre blanche ; le bitume est peu employé à Londres. Pour le drainage, il y a sous les voies publiques, 80 kilomètres d'égout : c'est presque moitié de ce qu'il y a dans Paris. Pas de bornes-fontaines lavant les ruisseaux, parce que les maisons versent directement à l'égout : au lieu des bouches sous-trottoirs, des grilles à siphons, en simple poterie. Les trappes de regard sont sur le trottoir : les ventilateurs ou petites cheminées d'aérage des galeries, coupent seuls la continuité du pavage.

Le nettoiement des rues fut fait de 1852 à 1853, par le *Street-orderly-system*, service qui consistait à avoir sur place assez d'hommes et assez de matériel pour enlever la boue et la poussière, au fur et à mesure qu'elles se produisaient. A l'expiration du délai d'essai, au 25 juin 1853, les dépenses qui avaient doublé furent trouvées excessives, sans que le résultat parût satisfaisant. On résolut de borner le travail à un seul nettoiement par jour dans chaque rue ; nettoiement qui doit être parfait et pour lequel on a passé des marchés à forfait.

Pour un bloc de 125,000 fr., l'entrepreneur est tenu de balayer, curer à vif, et débarrasser de toute ordure, chaque jour : les rues de grand trafic, avant 9 heures du matin ; les cours et allées avant 1 heure. Un second balayage peut être prescrit dans la journée par l'Inspecteur si les circonstances l'exigent. Deux fois par semaine, l'entrepreneur va prendre dans les maisons particulières les débris, les épluchures, les cendres déposés ordinairement en face la cuisine, dans le bas étage, sous le trottoir. Tous les travaux doivent être faits à l'entière satisfaction de la Commission, et en cas de procès-verbal, il y a pénalité par des amendes de 250 fr.

Les boues et les immondices sont dirigées sur des dépôts établis dans la campagne; où l'on vient prendre des engrais pour la petite culture. Il n'y a, du reste, rien de bien organisé en ce genre.

Quant aux égouts, on les nettoie le plus possible par des chasses. On termine par le curage au rabot et à la pelle, et par l'enlèvement au tombereau. Il paraît que les matières solides proviennent en grande partie des ordures qu'on jette furtivement par les grilles, ou trappes d'eau; car en principe, les égouts ne doivent recevoir que les liquides, non susceptibles de former dépôts et d'obstruer les radiers, mais les prescriptions à cet égard sont souvent éludées.

12. Service d'hygiène.

La question du service d'hygiène est la plus neuve à examiner.

Le territoire est coupé en six sections confiées à des Inspecteurs qui, pour les travaux et la surveillance, relèvent de l'Ingénieur, mais qui, en même temps, rendent compte au Médecin, chef de l'hygiène. Toutes les semaines, ils visitent un certain groupe de maisons, et ils remettent une note spécifiant quelles sont les habitations :

A laver et à blanchir à la chaux,

A débarrasser de leurs ordures,

A paver dans les cours ou les caves,

A approvisionner d'eau,

A drainer,

A ventiler,

Enfin, à assainir d'une manière quelconque.

Le Médecin visite les lieux, juge les propositions des Inspecteurs et dresse une feuille de signalement, fixant les prescriptions à imposer à chaque habitation.

Sur le vu de la feuille, des commandements sont remis au propriétaire, qui doit s'exécuter dans un délai ne dépassant pas quinzaine. S'il s'agit du drainage et d'améliorations essentielles, la formule a la teneur suivante :

« Ordonne la Commission.....

« Que M..... propriétaire, rue..... n°..... ait à exécuter dans « le délai de..... la jonction souterraine de sa maison avec l'égout « public. Les privés ou water-closets seront munis de fermetures her- « métiques et pourvus de l'eau nécessaire pour emporter les vidanges. « Les cours, écuries, cuisines et toitures, perdront aussi souterraine- « ment leurs eaux. Une citerne et un appareil convenable seront « établis pour assurer aux occupants un approvisionnement suffisant

« de belle et bonne eau ; enfin, les fosses actuellement existantes « seront vidées, puis comblées avec des remblais de bonne qualité. »

(Voir les plans nos 5 et 6.)

A ce commandement est joint un projet complet de drainage, dressé par l'ingénieur, et présentant les plans, profils et estimations de la pose des conduits. L'exécution jusqu'au rez-de-façade, appartient à la Commission. Les travaux intérieurs concernent le propriétaire, si mieux il n'aime les confier à l'entrepreneur public. De toute façon, le plan et les niveaux sont obligatoires. La copie représentant l'état de lieux reste déposée aux archives.

En 1853, les inspecteurs ont visité 3,147 maisons ; c'est un peu plus de 1/5e de la Cité ; 1,587 signalements ont été envoyés, et le nombre des maisons drainées s'est élevé à 280.

Il faut remarquer que sur 16,000 maisons composant la Cité, il y en a à peine 4,000 qui ne soient pas drainées, ou dont le drainage ne soit pas officiellement connu. En imposant d'office l'eau et le water-closet, on attaque des exceptions, on poursuit des logements notablement insalubres. Les maisons qui n'ont pas l'eau dans l'habitation, et la perte des vidanges à l'égout, sont dans un état d'infériorité réelle, comme les maisons qui, à Paris, n'ont pas encore de trottoirs.

Pour poursuivre une œuvre d'amélioration commencée avec tant de vigilance et de fermeté, le Médecin distingué qui dirige l'hygiène, M. J. Simon, propose d'interdire, à partir du mois de mai, toute tranchée dans les bas quartiers, là, où le sol est formé d'une boue qui fermente par la chaleur ; il désire qu'en attendant le service d'eau à robinet libre, promis par la Compagnie du New-River, on obtienne le remplissage régulier des citernes tous les jours, et même le dimanche, demandant si le repos de ce saint jour commande qu'on laisse les pauvres dans l'ordure ; enfin il représente comme de la dernière urgence, de provoquer la construction d'égouts latéraux qui verseront hors de l'atmosphère de la ville, les eaux infectes qui salissent la rivière en tous les points de son cours.

13. Égouts latéraux à la Tamise.
(Voir le plan no 1.)

L'idée des égouts latéraux est, du reste, complétement acceptée aujourd'hui. Elle a été étudiée à fond par M. Forster, ingénieur de la grande Commission de la Métropole. Les projets, un peu modifiés après sa mort, ont enfin reçu l'assentiment des enquêtes préparatoires, et sont actuellement soumis au Parlement.

En voici la substance :

Il faut considérer à part la rive gauche et la rive droite.

Sur la rive gauche, l'étendue est divisée en quatre bassins. Au nord, partant d'Hampstead et aboutissant à Oldford sur la rivière Léa, court une branche supérieure qui n'est que la mise en galerie d'un ancien cours d'eau, l'Hackney-Brook, chargé de l'assainissement des communes rurales.

En descendant, une deuxième parallèle marquée par Oxford-Street et Holborn, et rejoint la Lèa au même point d'Oxford, après avoir recueilli le drainage des districts élevés de la ville. Enfin, contre la rivière, une troisième ligne part de Westminster et descend par Whitehall et Piccadilly. C'est le véritable Égout latéral, celui qui répond au service de l'agglomération la plus compacte et la plus exigeante. Pour renvoyer les eaux à la mer à un point où la marée ne puisse en rejeter les produits vers Londres, il faut faire aboutir l'Égout à une sorte de puits ou de dépotoir, où les eaux amenées par la gravité sont reprises par des Machines et élevées à un niveau supérieur de 10 mètres. De là, elles peuvent joindre la branche mère, le réservoir couvert destiné à emmagasiner les produits à marée haute, et à alimenter les usines de produits chimiques ou d'engrais, qui voudraient venir prendre des matières premières.

Sur la rive droite, même solution ; une première parallèle conduit les eaux par la pente à Depford, en regard de Bow-Creek qui est l'embouchure de la Lèa ; puis une parallèle à deux branches, une sorte d'Y, assainit les districts plus bas, plus peuplés, plus exigeants, et conduit le drainage à la station de Machines de Depford, où se trouvent encore un dépotoir et des pompes élévatoires.

On a pu remarquer que, sur la rive droite, nous avons négligé un quatrième bassin situé à l'ouest et ayant Hammersmith pour centre. C'est qu'ici, faute de pouvoir rattacher l'assainissement au système général, les ingénieurs sont obligés de traiter avec la Compagnie générale des engrais, et de supposer que toutes les eaux seront travaillées et renvoyées pures dans la rivière, en face Battersea. Le projet de travailler les eaux d'égouts pour en faire des engrais solides a été non-seulement mis en avant par la Compagnie générale, mais régulièrement autorisé pour une ville de 70,000 âmes, Leicester, qui a traité avec une compagnie dont les travaux sont presque terminés : le procédé consiste à précipiter les matières organiques par la chaux, à reprendre le précipité par une vis d'Archimède, à le dessécher par les turbines, et à le découper en mottes susceptibles d'être portées au loin.

L'amélioration par les égouts latéraux est, en définitive, un vaste travail qui ne représente pas moins de 40 millions de dépenses, et qui ne peut être mené à fin que successivement ; ce que veut la grande Commission de la Métropole, ce qu'elle poursuit aujourd'hui devant le Parlement, c'est au nord la construction de la branche supérieure, l'Hackney-Brook, qui écoulera les eaux d'inondation, et au sud l'établissement de la station de Machines de Depford qui tirera le drainage de terrains à la rivière. Ce sont là les bases de l'un des dessèchements les plus difficiles et des plus nécessaires que l'on ait encore tentés.

14. Service amélioré des eaux de rivière. (Voir le plan n° 2.)

Nous avons dit qu'à Londres les Eaux de rivière avaient été maintenues dans la distribution, mais sous la condition qu'elles seraient prises en amont de la marée et préalablement filtrées. Nous allons voir comment les Compagnies de Lambeth et de Chelsea, qui les premières se sont exécutées, ont satisfait aux prescriptions nouvelles, sous l'habile direction de leur ingénieur, M. Simpson, aujourd'hui président de la société des Ingénieurs civils. Les deux établissements sont l'un à côté de l'autre, et modelés sur le même patron. Lambeth est en pleine activité, Chelsea est en cours d'exécution.

Les derniers flots de la marée viennent mourir un peu au-dessous de Thames Ditton, à 33 kilomètres de Londres, bien au delà du parc de Richmond. C'est en face des ombrages d'Hampton-Court, choisis par le cardinal Wolsey, à cause de l'air salubre qu'on y respire, que les prises nouvelles ont été placées. La rivière, semblable à un canal, circule au milieu des prairies et des îles, et roule sur un fonds de cailloux et de gravier.

Sur la rive droite, on a élevé un long mur de quai et, sous sa protection, on a, en arrière, creusé des bassins à talus perreyés. Un premier système reçoit les eaux et leur donne le temps de déposer; un second système les filtre, en leur faisant traverser des couches de sable et gravier posées sur drains; la production moyenne est de 1 mètre cube par mètre superficiel et par heure. Les eaux, ainsi clarifiées par le drainage, se rendent au puisard des Pompes qui, au nombre de quatre, les refoulent sur les réservoirs, au moyen d'une conduite en fonte de 0^m75 de diamètre. Le réservoir, pour la Compagnie de Lambeth, est sur la hauteur de Brixton-Hill, à 18 kilomètres de distance et à 36 mètres de hauteur. Le travail journalier est de 45,000 à 48,000 mètres en 24 heures. Toutes les dispositions sont prises pour doubler la production le jour où la Compagnie verra la nécessité de s'agrandir.

Ces données générales d'un service par machines sont traitées ici avec un soin extrême dans les détails.

Les filtres puisent directement à la rivière quand les eaux sont belles; au moment des troubles, les bassins de dépôt fonctionnent comme réserve; on peut d'ailleurs marcher à simple ou à double filtre, suivant la quantité des matières en suspension. Pour la vidange, aux jours de nettoyage, il y a des conduites de décharge aboutissant à des pompes spéciales qui peuvent élever beaucoup d'eau à une faible hauteur en peu de temps.

Les pompes maîtresses à gros diamètre (0m 60) et à grande course (2m 10) sont une heureuse combinaison de la pompe aspirante et de la pompe foulante ordinaire; il y a la soupape mobile de l'une et le piston plongeur de l'autre; il en résulte qu'il y a mouvement de la colonne ascensionnelle dans les deux périodes de la course. Les soupapes sont à boulet, ouvrant et se fermant toujours parallèlement à l'axe.

Chaque pompe a son balancier et sa machine spéciale, mais elle est conjuguée avec la pompe voisine au moyen d'un volant commun. On peut se figurer la chambre des machines en imaginant quatre balanciers mus chacun à une extrémité par les pistons d'un double cylindre, et emportant à l'autre extrémité les tiges des pompes; entre chaque couple, un volant et un réservoir d'air régularisent les variations et dans le moteur et dans la conduite.

Les machines sont du système de Woolf, à deux cylindres à détente et à condensation; elles représentent 300 chevaux par paire; elles marchent soit en service simple sur le réservoir, soit en service mixte lorsqu'il y a distribution en route : elles varient à la main du mécanicien de 8 à 14 coups à la minute, sans que le moindre bruit frappe l'attention. Enfin, le travail en plein, quand les quatre pompes mises en jeu envoyent au réservoir près de 2,000 mètres par heure, est si régulier, que la colonne manométrique de 45m, mesurant la charge, varie à peine de 2m40 à chaque oscillation des tiges.

Quant à la consommation, elle est réduite par des précautions constamment attentives. Le charbon, mis en waggon sur les bateaux qui accostent le quai, puis monté par une grue hydraulique, est transporté sur chemin de fer au magasin couvert, en face le bâtiment des chaudières. On le tient à l'abri de l'humidité; on le manie le moins possible. Les chaudières, longues et à foyer central, utilisent, par une combustion lente, toute la chaleur de la flamme; à peine si l'on ramasse des cendres dans le foyer et si la fumée se distingue au haut de la cheminée. On ne brûle pas 2 kilogrammes par heure et par force de cheval.

Réflexions.

Si l'on cherche à apprécier le degré de perfection d'une machine d'après la réalisation plus ou moins compliquée des conditions théoriques du travail, on pourra critiquer le choix des machines à balancier, alors qu'un cylindre moteur, placé directement au-dessus des pompes, eût supprimé les transmissions; mais on approuvera le double effet des pompes, en vertu duquel la colonne ascensionnelle reçoit dans la conduite une double impulsion et ne prend plus que des oscillations réduites à moitié. A l'occasion des filtres, on sera porté à penser que le drainage de si larges surfaces de sable n'est encore qu'une approximation, et qu'il faut arriver à puiser directement des eaux filtrées dans la rivière, en usant de la force horizontale du courant pour créer un filtre *self-acting* se nettoyant lui-même. Mais, si l'essentiel en industrie est de faire des machines douces, maniables, régulières, consommant peu et rendant des produits, les installations de M. Simpson sont excellentes, et il suffirait de les répéter pour organiser de suite ailleurs un bon service d'eaux de rivière.

§ II. — GLASGOW.

15. Service des eaux de montagne.

Mettons en regard des installations mécaniques de Thames Ditton, le service par la gravité, tel qu'on le trouve à Glasgow, à Manchester, à Liverpool, là où il y a dans les montagnes des eaux coulant sur le roc et des terrains livrés seulement au pacage des troupeaux. Il faut aussi qu'on ait, comme dans le nord, des pluies annuelles de plus de 1 mètre, qui après évaporation et absorption laissent encore une hauteur disponible de 0^{m} 60. Un bassin de 1,000 hectares, par exemple, va procurer de suite 6,000,000 mètres, qui, ramassés dans un creux de vallée, deviendront un approvisionnement suffisant pour alimenter une distribution journalière de 15 à 16,000 mètres. C'est ce que l'on trouve à Glasgow.

Glasgow, longtemps ville universitaire, signalée seulement par son zèle ardent pour la Réforme, a commencé depuis un siècle à profiter des avantages de sa position et de son sol. Aujourd'hui, sa prospérité croît à vue d'œil. La construction des navires à vapeur, le long de la rivière, la fabrication des tissus de coton sur les collines, la production de la fonte, du fer et des métaux, qui abondent dans l'étendue même du bassin houiller, développent singulièrement l'activité d'une population de 400,000 âmes. La rive droite est alimentée en eaux de rivière par une compagnie ancienne, qui, au moyen de sept pompes et de trois conduites maîtresses, répand journellement 50,000 mètres d'eau filtrée. Mais les charges du service sont lourdes. La ville tend à se porter vers la mer ou à monter sur des hauteurs qui dominent de 60 à 70 mètres la vallée. Les machines travaillent 22 heures et il n'y a pas de réservoirs d'extrémité. Aussi, la rive gauche est-elle abandonnée à une autre compagnie, qui, elle, fonctionne par le principe de la gravité, fait descendre sans frais dans Glasgow des eaux de montagne réunies sur la paroisse des Gorbals, à 10 kilomètres de distance et à 68^{m} 50 de hauteur au-dessus des quais de la Clyde. Les projets et les travaux sont de M. Gale, ingénieur, qui a le premier appliqué en grand les réserves en pays haut.

Un ruisseau, le Brock Burn, a été barré avant qu'il ne descende aux usines et aux blanchisseries établies sur son cours. Quoique réduit, le bassin de collection représente encore 1,100 hectares. Les eaux de pluie et de sources, très-pures, parce qu'elles ont traversé un sol à peine cultivé, et qu'elles ont coulé sur le basalte, descendent dans de grands étangs, étagés en suivant le profil et les anfractuosités de la vallée. A chaque gorge, est un immense remblai de 25 à 30 mètres de hauteur, traversé par les conduites ou les puits de communication, c'est-à-dire que, pour puiser aux couches, ou les plus reposées, ou les plus fraîches, il y a au dernier étang une tour avec des robinets vannes, situés à différents étages ; on ouvre à hauteur convenable et l'on envoie sur des filtres de sable et gravier, qui finissent la clarification déjà commencée par le repos. L'eau ainsi versée dans la distribution est limpide, fraîche et très-pure : elle convient et pour les usages domestiques et pour l'industrie, car elle est d'une qualité supérieure. Il faut remarquer les faibles dépenses du service : un simple gardien suffit à la manœuvre des vannes et à la mise en charge des conduites.

Mais il y a encore ici un adversaire redoutable, ce sont les troubles, qui arrivent chargés de tourbe ou d'argile, par les fortes pluies d'hiver.

Pour les expulser, on a tracé à l'ancien cours d'eau un lit latéral qui sert de décharge ou de déversoir ; les troubles s'écoulent sans pénétrer dans les étangs.

D'autre fois, comme à Manchester, où les étangs sont plus vastes et plus multipliés, on reçoit les troubles dans des compartiments spéciaux, et on les utilise pour le service des usines inférieures. L'aménagement des eaux dans la montagne présente alors trois fonctions : préserver la vallée, alimenter les usines et livrer des eaux pures à la distribution. Mais comme la sécurité du service veut des approvisionnements de 100 à 120 jours, on arrive à des réserves énormes. A Glasgow, les trois étangs exécutés ou à finir tiendront 4,560,000 mètres cubes. A Manchester, où l'on a travaillé pour une population de 400,000 âmes, la réserve est de 18,000,000 mètres cubes ; ce sont de véritables bassins d'alimentation de canaux.

16. Projet du lac Katrin. (Voir le plan n° 3.)

Glasgow, avec deux sources d'approvisionnement, qui lui assurent déjà 60,000 mètres cubes ou 150 litres par habitant, n'en a pas encore assez. L'usage de l'eau y est singulièrement répandu. Dans les maisons aisées, on trouve parfois à chaque étage un water-closet, un bain chaud et un shower-bath, espèce de pluie froide qui produit une réaction salutaire, en raison de l'humidité du climat. Des logements d'ouvriers valant de 125 à 150 fr. de loyer, ont un robinet de cuisine, un water-closet et un shower-bath, le tout pour 7 à 8 fr. de dépense annuelle, fixée à environ 5 p. % de la valeur locative. Enfin, les industries de tissus et d'impressions consomment beaucoup. Or, la Clyde, à l'époque des troubles, est noircie par la tourbe arrachée des montagnes, et les usines comme les ménages se plaignent. La Compagnie des eaux de rivière, poussée à bout par les exigences du service, a d'elle-même proposé d'améliorer sa distribution, en allant chercher une dérivation du lac Lubnaig dans les Highlands, à 40 kilomètres de Glasgow.

C'est alors que M. Bateman, ingénieur des eaux de Manchester, présenta un projet plus important et qui réunit immédiatement toutes les sympathies de la population. Au lieu d'aller au lac Lubnaig par une route singulièrement tourmentée, il s'agirait de remonter jusqu'au lac Katrin, jusqu'à ces solitudes sévères et grandioses, où Walter Scott a placé la retraite de la Dame du Lac. Ce beau réservoir de 1,000 hectares de superficie est taillé dans le schiste micacé; ses bords à pic sont à peine couverts de broussailles, et son bassin, de 900 hectares, reçoit des pluies annuelles de 1^m 40 représentant un minimum de 1 mètre, tant l'évaporation est faible sous ce ciel brumeux et froid. D'eaux plus vives et plus pures, il n'y en a pas; elles contiennent à peine le quinzième de la chaux que présentent les eaux de la Tamise. Pendant presque toute l'année, elles ont la limpidité et la fraîcheur qui frappent l'étranger dans ses courses d'été aux montagnes. En manœuvrant le niveau de manière à lui donner une oscillation totale de 1^m 50, on forme une réserve de 15,000,000 mètres cubes, qui assurent un service de 100,000 mètres cubes pendant 150 jours de sécheresse. Le tracé entraîne des souterrains dans le schiste micacé, le grès rouge et le basalte, mais la traversée des vallées est facile. Avec sa longueur de 50 kilomètres environ, l'aqueduc ne coûterait que 15 millions. Il déboucherait à 96 mètres au-dessus des quais de la Clyde, pourrait livrer 100,000 mètres cubes par jour, dès à présent, et plus tard le double, quand les besoins de la population l'exigeraient.

Tel est l'ensemble d'une entreprise qui absorberait les deux compagnies existantes, et leur substituerait la ville, agissant dans l'intérêt général des administrés.

La ville, en effet vient d'être consolidée, et elle tend à marquer son existence comme corps; elle a donc poursuivi l'affaire vis à vis le Parlement, mais elle y a rencontré la résistance de l'Amirauté qui a craint qu'on n'appauvrît les eaux de navigation du Forth, fleuve dont la source sort du lac Katrin. La question a subi un ajournement, mais on peut garantir qu'elle reviendra.

Nous avons à dessein suivi le développement de la distribution à Glasgow, pour montrer ce qu'on entendait en Angleterre par service de la gravité. La solution du lac Katrin en est la dernière expression. Au lieu de créer des étangs toujours insuffisants, et singulièrement coûteux d'indemnités et de barrages, on choisit les lacs que la nature a placés elle-même, au milieu des montagnes, et ces sites deviennent le point d'appui de l'assainissement des grandes villes.

§ III. — RUGBY.

Nous avons exposé les idées du *Board-of-health*, qui posait en principe que l'on ne devait jamais séparer la distribution et le drainage, et qui recommandait comme éléments d'exécution les eaux de source, et les tuyaux de grès. Suivant lui les sources donnaient seules une eau pure, limpide et fraîche, les tuyaux à pente forte, et à courant continu, étaient les seuls égouts qui eussent la propriété de ne pas s'engorger.

Plusieurs villes d'importance secondaire, Rugby, Croydon, Morpeth, Warwick, Douvres même, ont adopté les principes du Board. Leur assainissement a été créé de toutes pièces. L'entreprise est devenue une œuvre purement municipale, dont les frais ont été couverts par une taxe proportionnelle, espèce d'impôt mobilier qui est, en Angleterre, le moyen financier le plus employé par les communes, et qui crée les ressources ouvertes, chez nous, par l'octroi.

Nous décrirons Rugby dont l'assainissement a été souvent cité, le projet et l'exécution sont de M. Rammell, ingénieur, Inspecteur du Board.

17. Drainage des cultures. (Voir le plan n° 4.)

Rugby, petite ville de 8,000 habitants et de 1,100 maisons, est située sur la pente d'une plaine cultivée, qui descend au ruisseau de l'Avon. Elle n'est guère animée que par le mouvement d'une école ancienne, qui forme des élèves pour l'université de Cambridge. La circulation y est peu de chose. Dans la campagne, le sol arable est séparé des argiles bleues, du lias, par un lit de gravier, où les eaux de pluie circulent comme dans un filtre, en déposant les matières qu'elles tiennent en suspension, et sans rien dissoudre. Aussi a-t-il suffi de poser des collecteurs sous deux grandes routes pour créer les artères d'une alimentation qui grossit, au fur et à mesure que les propriétaires riverains veulent s'assainir en drainant, ou en laissant drainer leurs cultures. Comme le produit de ces sources artificielles est variable suivant les saisons, on le modère ou on l'accumule, dans les diverses régions de la couche filtrante, au moyen de barrages en terre glaise échelonnés intérieurement sur les pentes. C'est par des manœuvres de vannes d'arrêt que l'on épuise l'une après l'autre les réserves qui ont eu le temps de se former dans les gradins successifs du sous-sol.

Les eaux, ainsi recueillies sur des points divers de la circonférence du bassin sont amenées par un tuyau de grès de 0^m 18 à un réservoir souterrain de 900 mètres cubes de capacité, puis reprises par les pompes d'une machine horizontale de dix chevaux, et refoulées au sommet d'une tour qui domine de 33 mètres le pays. Là est la cuve formant château-d'eau, d'où part la conduite maîtresse qui circule dans la ville, et qui doit donner à chaque maison de l'eau à discrétion pendant la durée entière du jour. A cet égard, la promesse n'est tenue encore qu'à moitié, car la conduite ne reste en charge que jusqu'à midi, attendu que la moitié seulement des terrains de collection est aujourd'hui drainée.

Sur les 1,100 maisons, 700 à 750 ont exécuté leurs prises et ont au moins deux robinets, l'un dans la cuisine, l'autre au water-closet. Le robinet de cuisine n'a de particulier parfois, qu'un appareil self-acting pour l'alimentation du réservoir d'eau chaude, ménagé dans le fourneau. Le water-closet a été réduit à quelque chose de fort simple. C'est, dans les maisons pauvres, une cuvette conique, en grès, surmontant un tube à siphon. Le bouton d'eau est à la partie supérieure, on le manœuvre soit librement, soit par le mouvement de la porte, quand on redoute l'incurie des occupeurs.

18. Drainage des habitations.

Les pertes des cours et des cuisines sont établies sur le même principe. Elles consistent en une plaque percée de trous, avec tube à siphon, pour conduire les eaux à l'égout. Les divers branchements qui reçoivent les pertes sont ordinairement en diamètre de 0^m 10 à 0^m 15; ils versent à un drain principal, qui a 0^m 20 à 0^m 25, lequel aboutit à une ligne sous chaussée présentant du 0^m 30, et grandissant successivement jusqu'à 0^m 50, à mesure que le nombre des affluents augmente. Le dernier tuyau qui jette le drainage au ruisseau d'Avon a même 0^m 55. Toute la canalisation est en poterie de grès émaillé, gris brun, dur et sonore. Les tuyaux ont l'assemblage par emboîtement, et le joint se fait en argile. La pose exige le plus grand soin dans la vérification des niveaux, et même pour obvier aux tassements du sol, chaque tuyau est noyé au milieu d'un lit de béton.

A ces précautions, qui doivent procurer la surface la plus unie, et la plus régulière possible, il faut joindre la puissance de la pente. Il n'y a pas de drain qui ait moins de 0^m02 d'inclinaison dans l'habitation. Dans la rue, où les tuyaux sont en moyenne à 2^m 40 de profondeur de tranchée, il y a ordinairement aussi de 0^m01 à 0^m 02 de pente. Enfin, de distance en distance, on a ménagé des regards, en forme de puits, arasant le dessus des drains, et permettant d'y introduire une chasse d'eau vive, alimentée par la distribution.

Les tuyaux, depuis qu'ils fonctionnent, ne paraissent pas s'engorger; mais il faut remarquer que les eaux de pluie tombées sur la chaussée s'écoulent par des vieux égouts, qui servent de décharge au nouveau système. Observons encore qu'en pratique il a fallu donner à chaque maison une jonction distincte sur l'égout. Les propriétaires ne se seraient pas arrangés d'une jonction commune qui eût attaché leur drainage à celui des habitations voisines.

On a complété l'amélioration en passant un marché avec un fermier des environs, pour l'application des eaux d'égout à la culture. Le fermier a acheté, au prix de 1,250 fr. par an, le droit de prendre à l'égout la quantité de liquide nécessaire à ses arrosements. Il a déjà construit des citernes, monté une machine de dix chevaux, et commencé la pose des conduits au milieu d'une exploitation de 200 hectares. On reconnaît d'ailleurs que là où l'on a répandu les eaux, l'herbe est plus touffue, et plus broutée par le bétail.

19. Frais d'exécution.

La canalisation sous les voies publiques a été exécutée par la ville, et les branchements sont faits par les particuliers. La part de la ville pour les travaux de machines, de conduites et de tuyaux, s'élève environ à 375,000 fr. Les ouvrages particuliers ont varié de 125 fr. à 1,250 fr. par maison. Si l'on tient compte des compléments reconnus nécessaires, de la pose d'une deuxième machine, d'une plus grande extension à donner au drainage des eaux pures; si l'on ajoute les frais à faire dans les maisons encore non rattachées à l'assainissement, on arrive à un total de 600,000 fr. pour l'ensemble de la ville, bien pourvue d'eau et complétement drainée.

Les fonds, en grosse part, ont été procurés par des banquiers, que l'on paye en annuités. Ainsi, le revenu imposable est, à Rugby, de 700,000 fr. Une taxe annuelle de 5 p. °/₀ produisant 35,000 fr., doit en trente ans éteindre la dette, et ne plus laisser à la charge des habitants que les frais de surveillance et d'entretien.

Réflexions.

Les travaux de Rugby sont intéressants, non parce qu'ils ont procuré une distribution d'eaux souterraines et un drainage en tuyaux de grès, mais parce qu'ils ont sagement utilisé les ressources existant dans la localité. C'est à ce titre que la solution est économique et bonne. Ainsi, le sous-sol était pénétré d'eau qui circulait dans un filtre naturel: on en a profité pour assainir les cultures, et porter dans l'habitation le service mécanique des eaux pures. Il y avait en ville de vieux égouts qui ne fonctionnaient que pour les ruisseaux des rues: on a posé tout à côté un système de lignes bien agencées comme tracés et comme pentes, dans lesquelles descendent immédiatement les eaux infectes de l'habitation. Et quand ce courant abondant, mais sale, va tomber au ruisseau, on le livre au cultivateur qui le répand, comme engrais liquide, sur ses champs et ses prairies. La terre qui a donné l'eau pure, en reçoit l'engrais.

Il y a dans cette rotation, si conforme aux lois de la nature, une idée qui méritait de préoccuper des hommes désireux d'amélioration. Il est certain que, pour beaucoup de petites agglomérations situées au milieu de la campagne, le service combiné est applicable, et serait un bienfait.

III.

Résumé et Conclusions.

Au retour de la course que nous avons faite, à travers l'Angleterre jusqu'aux lacs d'Écosse, après avoir entendu des avis bien divers et visité des travaux conçus sur des bases complétement différentes, nous avons à nous demander ce qui est bon, ce qui est vrai, ce qui, en définitive, est applicable aux besoins et aux habitudes de la France.

Or, du milieu des efforts d'assainissement qui se produisent sur tous les points du pays que nous avons parcouru, deux faits se montrent avec la généralité, avec l'énergie d'un principe : *l'eau dans l'habitation, la perte des vidanges à l'égout.* Il en est un troisième qui n'est qu'un moyen, mais dont l'importance mérite d'être mise en relief, c'est l'emploi des machines.

20. Usage de l'eau dans l'habitation et perte des vidanges à l'égout.

A Londres, les 300,000 maisons qui appartiennent à des classes diverses, bien plus nuancées que celles de la société française, ont de l'eau; car on ne doit compter ces quelques milliers d'habitations pauvres et malsaines, que l'on traite comme un reste de barbarie et qui sont poursuivies, cernées par la police de l'hygiène. Et par l'eau dans la maison, il faut entendre le service de deux robinets au moins, l'un, dans la cuisine, l'autre, au water-closet. Dès qu'on s'adresse à des habitudes plus élevées on trouve l'eau dans le cabinet de toilette, et on y trouve même le bain. Comme conséquence forcée, arrive le drainage ou la perte des eaux aussitôt qu'elles ont servi. Une maison pourvue d'eau, est une maison drainée. On ne peut obtenir le courant d'eaux pures sans ouvrir en même temps la route au courant des eaux infectes. C'est parce que les maisons de Londres ont voulu avoir de l'eau, qu'il a fallu créer ce réseau d'égout et de conduites, qui fait du sous-sol de la Cité une sorte de système artériel, dont les veines sont partout.

A Manchester, à Glascow, à Édimbourg, l'essentiel est fait; la distribution d'eaux existe et se propage. Les villes ont consenti de lourds sacrifices pour l'obtenir; mais la canalisation du drainage est encore à ses premiers pas. On se débarrasse, en perdant les vidanges au cours d'eau le plus rapproché, sans s'inquiéter encore si ce cours d'eau traverse l'agglomération et s'il en vicie l'atmosphère.

Dans les petites villes, et sous l'inspiration du *Board-of-health*, on a agi avec plus d'ensemble; on a créé l'assainissement de toutes pièces, en établissant le même jour l'ensemble de la distribution et du drainage, et surtout en procurant l'expulsion des eaux infectes hors du rayon.

Partout, en définitive, on a cherché le bien de l'habitation en y portant l'eau, donnée le plus libéralement possible, et appliquée soit à alimenter elle-même les besoins de la vie, soit à emporter au loin les matières qui affectent désagréablement nos organes et dont la décomposition rapide est un danger. Jamais on n'a proposé un pas en arrière, jamais on n'a pensé à rouvrir les fosses, quelque importance qu'on donnât à la récolte des engrais, et personne n'a contesté cette vérité : « que la mauvaise odeur dans l'habitation, ou dans la rue, signale une atteinte à la santé publique. »

De l'eau à pleine pression et à robinet libre, voilà ce que les Compagnies ou les Administrations cherchent à établir ou à répandre, en même temps qu'on repousse au loin les vidanges. Quant aux sources d'approvisionnement, elles sont ce que la nature les a faites dans le voisinage des localités elles-mêmes. Londres a des eaux de rivière, et dans la condition où les met la prise en amont du flot et le filtrage, la qualité devient acceptable ; Manchester recueille ses eaux sur les hauteurs qui couronnent la formation de grès rouge sur laquelle elle repose ; Glasgow veut utiliser les magnifiques ressources des lacs; Edimbourg a pris des eaux vives qui sortent du granit ; Rugby profite d'un banc de gravier ; Douvres d'un puits ouvert dans le calcaire. Le but est partout le même, mais les moyens diffèrent suivant les conditions géologiques du sol, suivant les ressources financières dont on dispose.

Il en est de même du drainage. Il faut perdre, voilà la règle. Quant aux procédés, tuyaux de grès, de fonte et de tôle, égouts de briques, de pierre ou de ciment, tout cela n'est qu'un matériel mis à la disposition de l'ingénieur pour produire le maximum d'effet avec le minimum de dépense, loi que la nature observe si bien, et dont nous cherchons l'application, chacun suivant l'étendue de nos connaissances et de notre expérience.

21 Emploi des machines.

Quant aux machines, elles font à l'Angleterre une supériorité réelle. Nous avons décrit les belles machines de M. Simpson à Thames Ditton.

A Manchester, nous examinions avec admiration les outils de M. Nasmyth. Les mouvements sont partout à peu près aussi directs que le travail théorique peut l'exiger : les transmissions disparaissent; chaque outil a son moteur; ainsi, dans un marteau-pilon, c'est le cylindre lui-même qui est devenu marteau, et qui, sous la main la plus faible, façonne un arbre de fer rouge, ou tombe sur une feuille de papier sans la froisser. La machine n'est plus aujourd'hui qu'un ouvrier puissant, appliqué, obéissant ; l'homme ne garde que le côté de l'intelligence ; il nourrit la machine, il la mène, il la maîtrise ; aussi ne trouvons-nous guère de projets sans machines. Dans la grande étude d'amélioration du drainage de Londres, les deux niveaux importants, exigeants, difficiles, sont assainis par des stations de machines et de pompes élévatoires.

L'agriculture a suivi l'industrie dans cette voie. On se rappelle les installations mécaniques qui fonctionnent dans les fermes de MM. Kennedy, Telfer et Mecki : la machine à vapeur reprend les liquides d'étable, et arrose les prairies et les champs. Autour d'Edimbourg, le fait est général. Chaque ferme a une machine à vapeur qui commande dans les écuries la distribution d'eaux, et dans les granges la machine à battre, les hache-pailles, la machine à moudre, etc. On fait bouillir par la vapeur la nourriture des bestiaux et des chevaux. Dès qu'on est arrivé là, la pose des conduites sur l'étendue des cultures et l'arrosement à la lance n'ont plus rien de nouveau et de difficile. La mise en charge des conduites n'est qu'un travail qui utilise mieux le moteur. Et quant aux résultats de l'arrosement, ils sont bien près d'être prouvés.

Nous avons cité ce fermier, des environs d'Édimbourg, qui avait monté la distribution mécanique des eaux d'égout, récoltait de magnifiques fourrages, et ne redoutait nullement d'avoir à employer des liquides beaucoup plus étendus. Dans les fermes qui recueillent les eaux d'étable, la proportion des eaux qui servent à couper le mélange va aussi croissant. L'infection cesse d'être un mérite agricole, et en répétant les arrosements avec des liquides faibles mais abondants, on peut récolter non-seulement des herbages, mais des céréales et des fruits.

Aussi, l'application des liquides d'égout à la culture nous paraît une question de mécanique. Laissons à nos agriculteurs le temps de prendre cette conviction, qu'une machine à vapeur est un excellent garçon de ferme, toujours prêt, toujours obéissant, pourvu qu'on le soigne, et nous ne tarderons pas à voir apprécier ce que valent les eaux perdues des villes.

Remarquons maintenant combien nos maisons de Paris sont bien 22. Applications à Paris.

disposées pour recevoir l'eau pure et se débarrasser des vidanges. Tous les logements se superposent. Les branches ascensionnelles montent presque verticalement au sortir de la conduite-mère; les tuyaux de chute, également verticaux, ont la pente la plus favorable à l'action énergique des eaux. Nous n'avons pas de poteries comme en Angleterre, mais nous avons mieux : les tuyaux de tôle bitumée sont d'excellents matériaux de drainage, d'une pose facile, d'un service très-sûr et d'un prix qui baissera ; car on travaille à simplifier encore l'enveloppe bitumée et les assemblages. De plus, la gutta-percha peut, avec économie, remplacer le plomb dans les branchements, et déjà quelques maisons de la rue de Rivoli ont une distribution toute montée en gutta.

Nous désirons, nous appelons la distribution à robinet libre et à tout étage ; nous voudrions que le moindre logement eût les deux robinets de rigueur, l'un dans la cuisine et l'autre au water-closet ; mais cela réclame un mode d'abonnement simple. A cet égard, la taxe proportionnelle aux loyers, si usitée chez nos voisins, répond au but. Au taux de 5 p. °/₀, elle ne serait même pas trop lourde. Un logement de 240 fr., occupé par une famille d'ouvriers, payerait 12 fr. Il est certain que l'eau à domicile lui procurerait plus de 12 fr. de bien-être et d'économie. La suppression de l'impôt des vidanges serait d'ailleurs une prime offerte au propriétaire pour le décider à établir chez lui les appareils. On continuerait à traiter avec les usines et les industries spéciales au mètre cube et au comptant.

Donner aux maisons de Paris l'eau et le drainage, compléter par des dispositions mécaniques la salubrité, la commodité de ces intérieurs que le goût de nos architectes et de nos artistes sait rendre si élégants, c'est procurer à la grande ville l'un des avantages essentiels qu'elle peut envier à sa rivale.

Notre agriculture n'y perdra pas, car de deux choses l'une : ou l'on parviendra à travailler les eaux d'égout, comme on va l'entreprendre à Leicester, comme on le suppose même pour l'une des lignes de la canalisation de Londres, et l'on retirera, par des procédés industriels, les sels ammoniacaux et les matières organiques à transformer en engrais solide ; ou bien encore, l'exemple de l'Angleterre, les progrès de la science et l'aide des capitaux modifieront profondément les habitudes de la campagne, y répandront de jour en jour davantage le service économique et nécessaire des machines. Alors, après avoir épuisé les liquides d'étables, nos cultivateurs seront heureux de trouver les liquides d'égout et de pouvoir engraisser la terre avec des eaux que les villes ne peuvent garder dans leur sein sans vicier l'air et le sol où vit leur population.

Ainsi, suivant nos convictions, la salubrité des villes repose sur deux conditions essentielles : 23. Conclusions.

L'eau à discrétion dans l'habitation;

La perte immédiate des vidanges à l'égout.

Et quant à l'intérêt agricole, nous pensons qu'il sera satisfait par la même solution le jour où les machines seront en possession de la ferme, comme elles le sont déjà de l'atelier.

Paris, le 20 juillet 1854.

L'Ingénieur des Ponts et Chaussées,

MILLE.

www.ingramcontent.com/pod-product-compliance
Ingram Content Group UK Ltd.
Pitfield, Milton Keynes, MK11 3LW, UK
UKHW012119240726
13965UKWH00005B/1859

9 782013 039192